MW01230717

50 Ricette Di Tutti I Giorni per La Friggitrice ad Aria

50 Ricette Abbordabili, Veloci E Facili Per La Friggitrice Ad Aria. Friggere, Cuocere, Grigliare E Arrostire i Pasti Più Ricercati

ISABELLA DE SANTIS

1

© Copyright 2021 - Isabella De Santis - **Tutti** i diritti riservati.

Il contenuto di questo libro non può essere riprodotto, duplicato o trasmesso senza il permesso scritto diretto dell'autore o dell'editore.

In nessun caso alcuna colpa o responsabilità legale sarà detenuta nei confronti dell'editore, o dell'autore, per eventuali danni, risarcimenti o perdite monetarie a causa delle informazioni contenute in questo libro. Direttamente o indirettamente.

Note legali:

Questo libro è protetto da copyright. Questo libro è solo per uso personale. L'utente non può modificare, distribuire, vendere, utilizzare, citare o parafrasare alcuna parte o il contenuto all'interno di questo libro, senza il consenso dell'autore o dell'editore.

Avviso di dichiarazione di non responsabilità:

Si prega di notare che le informazioni contenute in questo documento sono solo a scopo educativo e di intrattenimento. Tutto lo sforzo è stato eseguito per presentare informazioni accurate, aggiornate e affidabili e complete. Nessuna garanzia di alcun tipo è dichiarata o implicita. I lettori riconoscono che l'autore non si sta impegnando nella fornitura di consulenza legale, finanziaria, medica o professionale. Il contenuto all'interno di questo libro è stato derivato da varie fonti. Si prega di consultare un professionista autorizzato prima di tentare qualsiasi tecniche delineata in questo libro.

Leggendo questo documento, il lettore concorda sul fatto che in nessun caso l'autore è responsabile di eventuali perdite, dirette o indirette, subite a seguito dell'uso delle informazioni contenute nel presente documento, inclusi, a titolo pertanto non limitato, errori, omissioni o imprecisioni.

Sommario

Introduzione

Le friggitrici ad aria funzionano cucinando il cibo con la circolazione di aria calda. Questo è ciò che rende i cibi che ci metti così croccanti quando escono! Qualcosa chiamato "Effetto Maillard" accade, che è una reazione indotta chimicamente che si verifica al calore che lo rende capace per questa friggitrice di brunire gli alimenti in così poco tempo, mantenendo intatti nutrienti e sapore.

I vantaggi dell'uso di una friggitrice d'aria

Una massiccia riduzione dell'olio - non è necessario più di un cucchiaino o due di foglio per cucinare il cibo in una friggitrice ad aria e tuttavia raggiunge ancora la stessa consistenza. Molto lontano dalle molte tazze di olio che dovresti usare per cucinare il cibo in una friggitrice. Il risultato è cibo che non è imbevuto di grasso malsano che ostruirà le arterie.

Pieno di sapore - il sapore del cibo esce davvero in una friggitrice d'aria. Nonostante la piccola quantità di olio utilizzata nella "frittura" del cibo, si ottiene il gusto e la consistenza "fritti".

Facile operazione di pressione in movimento - Non è più necessario guardare la padella sul fornello mentre si frigge il cibo. Ciò significa anche che non si spruzzano olio e ustioni accidentali. Tutta la magia accade nella camera di cottura, basta impostare le preferenze di cottura, premere il pulsante destro e lasciare che la friggitrice d'aria faccia tutto il lavoro.

Tempi di cottura rapidi - Le alte temperature che circolano nella camera di cottura dimevano i tempi di cottura comuni. Questo perché il calore viene mantenuto per tutto il tempo cucinato, il che significa che non devi preoccuparti della perdita di calore che rallenta la tua cottura.

Pulizia resa facile - Con cestini per alimenti che sono lavabili in lavastoviglie, è semplice come rimuoverlo e metterlo in La camera di cottura può essere facilmente pulita con un panno e un sapone delicato per lavare i piatti.

Versatile senza pari: questo elettrodomestico moderno è più di una semplice friggitrice. Puoi cuocere, grigliare e cuocere anche in esso. Più un mini forno a convezione altamente versatile che una friggitrice.

Sicuro - I suoi componenti sono sicuri per il cibo e il processo di cottura stesso ti aiuta a evitare incidenti in cucina che possono causare ustioni da olio. Il corpo della friggitrice ad aria difficilmente si fa caldo anche se la temperatura all'interno è al massimo. L'uso dei guanti da cucina standard ti darà una protezione più che sufficiente quando maneggia questo elettrodomestico da cucina.

Questi benefici rendono le friggitrici ad aria la scelta ovvia quando si tratta di cucina sana Nessun compromesso sul sapore o sulla convenienza!

Per stupidaggini, le friggitrici ad aria possono fare quello che fanno quelle friggitrici, ma in un modo molto più sano che immergere il cibo in olio unto e da ingrasso.

Ottenere il massimo dalla friggitrice d'aria

Per massimizzare i vantaggi dell'uso di una friggitrice ad aria, ecco alcuni suggerimenti che non dovresti trascurare:

Introduttiva

• Posiziona la friggitrice ad aria su un piano cucina livellato e resistente al calore, se hai superfici in granito questo è perfetto.

• Evitare di metterlo vicino al muro in quanto ciò dissipa il calore causando tempi di cottura più lenti. Lasciare uno spazio di almeno cinque pollici tra il muro e la friggitrice ad aria.

• Le teglia e le padelle sicure per il forno possono essere utilizzate nella friggitrice ad aria a condizione che possano adattarsi facilmente all'interno e che la porta possa chiudersi.

Prima di cucinare

• Se può, preriscaldare sempre la friggitrice d'aria per 3 minuti prima della cottura. Una volta spento, il timer sarà pronto per il rock and roll.

• Utilizzare un flacone spray pompato a mano per l'applicazione dell'olio. L'adozione di questo metodo ti farà usare meno olio ed è un'opzione più semplice rispetto alla spazzolatura o alla pioviggine. Evita le marche di aerosol in scatola in quanto tendono ad avere molte sostanze chimiche cattive

• Sempre Pane se necessario. Questo passo impanato non dovrebbe essere perso. Assicurati di premere saldamente la impasitura sulla carne o sul vegetale in modo che le briciole non cadano facilmente.

Durante la cottura

• Aggiunta di acqua al cassetto della friggitrice ad aria durante la cottura di cibi ricchi di grassi per evitare fumo e calore eccessivi. Utilizzare questa tecnica quando si cucinano hamburger, pancetta, salsiccia e cibi simili.

• Proteggi cibi leggeri come fette di pane con stuzzicadenti in modo che non si gonfino.

• Evitare di mettere troppi prodotti alimentari nel cestino della friggitrice ad aria. Il sovraffollamento si tradurrà in una cottura irregolare e impedirà anche al cibo di ottenere quella gloriosa consistenza croccante che tutti amiamo.

• Si consiglia di scuotere la friggitrice e capovolgere il cibo a metà del processo di cottura per assicurarsi che tutto all'interno cuochi uniformemente.

• Aprire la friggitrice ad aria alcune volte per verificare come sta andando il cibo non influenzerà il tempo di cottura, quindi non preoccuparti.

Una volta fatto:

• Rimuovere il cestino dal cassetto prima di estogli il cibo per evitare che l'olio rimanga sul cibo appena fritto.

• I succhi nel cassetto della friggitrice ad aria possono essere utilizzati per preparare deliziose marinate e salse.

Se lo trovi troppo unto puoi sempre ridurlo in una casseruola per sbarazzarti del liquido in eccesso.

• Pulire sia il cestello che il cassetto dopo ogni utilizzo è imperativo.

Ora che hai imparato a conoscere le basi dell'uso della friggitrice ad aria, passiamo alla parte eccitante: è il momento della cottura!

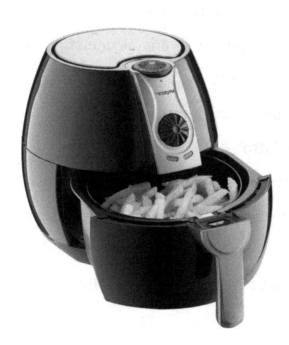

Colazione

---

1   <u>**Tazze di pancetta saporite**</u>

Tempo di preparazione: 10 minutiCooking tempo: 15 minutiServings: 6

Ingredienti:

- 6 fette di pancetta
- 6 fette di pane
- 1 scalogno, tritato
- 3 cucchiai di peperone verde, seminato e tritato
- 6 uova
- 2 cucchiai di maionese a basso contenuto di grassi

Indicazioni:

1. Preriscaldare la friggitrice Air a 375 o F e ungere 6 tazze di latta di muffin con spray da cucina.

2. Mettere ogni fetta di pancetta in una tazza di muffin preparata.

3. Tagliare le fette di pane con tagliatore di biscotti rotondo e posizionare sopra le fette di pancetta.

4. Completa con peperone, scalogno e maionese in modo uniforme e crepa 1 uovo in ogni tazza di muffin.

5. Mettere nella friggitrice Air e cuocere per circa 15 minuti.

6. Servire fuori e servire caldo.

NUTRIZIONE: Calorie: 260, Grassi: 18g, Carboidrati: 6.9g, Zucchero: 1.03g, Proteine: 16.7g, Sodio: 805mg

2 Cavolo tritato con manzo macinato

Tempo di preparazione: 12 minuti

Tempo di cottura: 16 minuti

Porzioni: 4

INGREDIENTI:

- Kale da 12 once

- 1 tazza di carne macinata

- 1/2 cucchiaino di sale

- 1/2 cipolla, a dadini

- 1 cucchiaino di paprika macinata

- 1/4 cucchiaino di aglio tritato

- 1 cucchiaino di aneto essiccato

- 1 cucchiaino di olio d'oliva

- 1 oz mandorle, schiacciate

MODALITA'D'TITOLO

1. Mescolare il sale, la cipolla a dadini, la paprika macinata, l'aglio tritato e l'aneto essiccato nella ciotola.
2. Aggiungere l'olio d'oliva e mescolare con cura.
3. Dopo questo, metti il manzo macinato nel cestino della friggitrice ad aria.
4. Aggiungere la miscela di olio d'oliva. Mescolare con attenzione.
5. Cuocere il manzo macinato per 13 minuti a 370 F. Mescolarlo di volta in volta.
6. Nel frattempo, taglia il cavolo.
7. Aggiungere il cavolo e le mandorle schiacciate nel manzo macinato.
8. Mescolare e cuocere per altri 3 minuti a 350 F.
9. Quindi trasferire il pasto cotto nelle ciotole di servizio e servire!

NUTRIZIONE: Calorie 180, Grasso 7.5, Fibra 2.7, Carboidrati 12.2, Proteine 17.2

3 Albumi con pomodori a fette

Tempo di preparazione: 10 minuti

Tempo di cottura: 15 minuti

Porzioni: 2

INGREDIENTI:

- 1 pomodoro, affettato
- 2 albumi
- 1/4 di cucchiaino di paprika macinata
- 1/4 di cucchiaino di sale
- 1 cucchiaino di olio d'oliva
- 1 cucchiaino di aneto essiccato

MODALITA'D'TITOLO

1. Versare l'olio d'oliva nella friggitrice ad aria.
2. Quindi aggiungere gli albumi.
3. Cospargere gli albumi con il sale, l'aneto essiccato e la paprika macinata.
4. Cuocere gli albumi per 15 minuti a 350 F.
5. Quando gli albumi sono cotti, lasciali raffreddare

poco.

6. Posizionare lo strato dei pomodori a fette sul piatto.

7. Quindi tritare gli albumi all'incirca e posizionare sopra i pomodori.

8. Servire!

NUTRIZIONE: Calorie 45, Grassi 2.5, Fibra 0.5, Carboidrati 1,9,Proteine 4

4 Pane alla banana

Tempo di preparazione: 10 minutiCooking tempo: 20 minutiServing: 8

Ingredienti:

- 1 1/3 tazze farina
- 1 cucchiaino di bicarbonato di sodio
- 1 cucchiaino di lievito in polvere
- 1/2 tazza latte
- 3 banane, pelate e affettate
- 2/3 tazza di zucchero
- 1 cucchiaino di cannella macinata
- 1 cucchiaino di sale
- 1/2 tazza di olio d'oliva

Indicazioni:

1. Preriscaldare la friggitrice Air a 330 o F e ungere una padella.

2. Mescolare tutti gli ingredienti secchi con gli ingredienti umidi per formare un impasto.

3. Mettere l'impasto nella padella preparata e trasferirlo in un cesto della friggitrice ad aria.

4. Cuocere per circa 20 minuti e rimuovere dalla friggitrice ad aria.

5. Tagliare il pane nelle fette di dimensione desiderate e servire caldo.

NUTRIZIONE: Calorie: 295, Grassi: 13.3g, Carboidrati: 44g, Zucchero: 22.8g, Proteine: 3.1g, Sodio: 458mg

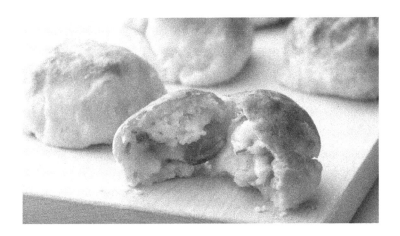

Mani

5. Cosce di pollo alla senape

Tempo di preparazione: 35 minuti Porzioni: 4

Ingredienti:

- 1 1/2 lb. cosce di pollo, bone-in
- 2 cucchiai. Senape di Digione
- Spray da cucina
- Un pizzico di sale e pepe nero

Indicazioni:

1. Prendi una ciotola e mescola le cosce di pollo con tutti gli altri ingredienti e mescolare.
2. Metti il pollo nel cestino dell'Air Fryer e cuoce a 370 ° F per 30 minuti tremando a metà strada.
3. Servire

NUTRIZIONE: Calorie: 253; Grasso: 17g; Fibra: 3g; Carboidrati: 6g; Proteine: 12g

6 Pomodoro e Avocado

Tempo di preparazione: 8 minuti Porzioni: 4

Ingredienti:

- 1/2 lb. pomodorini; Dimezzato
- 2 avocado, snocciolato; pelati e a cubetti
- 1 1/4 tazza di lattuga; Strappato
- 1/3 tazza crema di cocco
- Un pizzico di sale e pepe nero
- Spray da cucina

Indicazioni:

1. Ungere la friggitrice ad aria con spray da cucina, unire i pomodori con avocado, sale, pepe e panna e cuocere a 350 ° F per 5 minuti tremanti una volta

2. Nell'insalatiera, mescolare la lattuga con il mix di pomodori e avocado, mescolare e servire.

NUTRIZIONE: Calorie: 226; Grasso: 12g; Fibra: 2g; Carboidrati: 4g; Proteine: 8g

7 Patatine Paprika

Tempo di cottura: 40 minuti

Porzioni: 4

INGREDIENTI:

- 31 once di patate dolci, sbucciate e tagliate a gettoni
- 1/2 cucchiaino di sale
- 2 cucchiai di olio d'oliva
- 1/2 cucchiaio di paprika

MODALITA'D'TITOLO

1. Mescolare tutti gli ingredienti insieme in una ciotola. Mettere in una padella all'interno della friggitrice ad aria e cuocere per 40 minuti a 300°Fahrenheit.

NUTRIZIONE: Calorie: 62, Grassi Totali: 6,5g, Carboidrati: 41,5g, Proteine: 5,3g

8 Stufato di Quinoa semplice

Tempo di preparazione: 10 minuti

Tempo di cottura: 15 minuti

Porzioni: 6

INGREDIENTI:

- 1/2 tazza di quinoa
- 30 once di fagioli neri in scatola, sgocciolato
- 28 once di pomodori in scatola, tritati
- 1 peperone verde, tritato
- 1 cipolla gialla, tritata
- 2 patate dolci, a cubetti
- 1 cucchiaio di peperoncino in polvere
- 2 cucchiai di cacao in polvere
- 2 cucchiaini di cumino, macinati
- Sale e pepe nero al gusto
- 1/4 cucchiaino di paprika affumicata

MODALITA'D'TITOLO

1. Nella friggitrice ad aria, mescolare quinoa, fagioli neri, pomodori, peperone, cipolla, patate dolci, peperoncino in polvere, cacao, cumino, paprika, sale e pepe, mescolare, coprire e cuocere in alto per 6 ore.
2. Dividere in ciotole e servire caldo.
3. Godere!

NUTRIZIONE: Calorie 342, Grasso 6, Fibra 7, Carboidrati 18, Proteine 4

Contorno

9. Piselli alla menta

Tempo di preparazione: 5 minuti

Tempo di cottura: 12 minuti

Porzioni: 4

Ingredienti:

- 1 libbra di piselli freschi
- 1 cipolla verde, affettata
- 1 cucchiaio di menta, tritato
- 1/4 tazza di calcio vegetariano
- 1 cucchiaio di burro, fuso
- Sale e pepe nero a piacere

Indicazioni:

1. Metti tutti gli ingredienti in una padella che si adatta alla friggitrice d'aria e mescola bene.

2. Mettere la padella nella friggitrice ad aria e cuocere a 370 gradi F per 12 minuti.

3. Dividere tra piatti e servire.

NUTRIZIONE: calorie 151, grassi 2, fibre 6, carboidrati 9, proteine 5

10. Carciofi al limone

Tempo di preparazione: 10 minuti

Tempo di cottura: 25 minuti

Porzioni: 4

Ingredienti:

- 2 carciofi medi, tagliati
- Succo di 1/2 limone
- Un filo d'olio d'oliva
- Sale a piacere

Indicazioni:

1. Spazzolare i carciofi con l'olio, condire con sale e metterli nel cestino della friggitrice d'aria.
2. Cuocere a 370 gradi F per 20 minuti.
3. Dividere tra i piatti, versare il succo di limone dappertutto e servire.

NUTRIZIONE: calorie 151, grassi 3, fibra 7, carboidrati 8,

proteine 4

11 Carote arrosto al miele

Tempo di cottura: 25 minuti

Porzioni: 4

INGREDIENTI:

- 3 tazze carote bambino
- 1 cucchiaio di olio d'oliva
- 1 cucchiaio di miele
- Sale e pepe a piacere

MODALITA'D'TITOLO

1. Mescolare tutti gli ingredienti in una ciotola. Cuocere per 12 minuti in una friggitrice ad aria a 390°Fahrenheit.

NUTRIZIONE: Calorie:82,TotalFat: 3.2g,   Carboidrati: 2.1g, Proteine: 1.0g

12 Mix di cavolfiore di agrumi

Tempo di preparazione: 5 minuti

Tempo di cottura: 14 minuti

Porzioni: 4

Ingredienti:

- 2 piccole teste di cavolfiore, cimette separate
- Succo di 1 arancia
- Un pizzico di scaglie di peperoncino
- Sale e pepe nero a piacere
- 4 cucchiai di olio d'oliva

Indicazioni:

1. Spazzolare il cavolfiore con l'olio, quindi condire con sale, pepe e scaglie di pepe.
2. Trasferire il cavolfiore nel cestino della friggitrice d'aria e cuocere a 380 gradi F per 14 minuti.
3. Dividi tra i piatti, cospargi il succo d'arancia dappertutto e servi.

NUTRIZIONE: calorie 151, grassi 7, fibra 4, carboidrati 9,

proteine

4

13 Patatine Paprika

Tempo di cottura: 40 minuti

Porzioni: 4

Ingredienti:

- 31 once di patate dolci, sbucciate e tagliate a gettoni
- 1/2 cucchiaino di sale
- 2 cucchiai di olio d'oliva
- 1/2 cucchiaio di paprika

MODALITA'D'TITOLO

1. Mescolare tutti gli ingredienti insieme in una ciotola. Mettere in una padella all'interno della friggitrice ad aria e cuocere per 40 minuti a 300°Fahrenheit.

NUTRIZIONE: Calorie: 62, Grassi Totali: 6,5g,
Carboidrati: 41,5g, Proteine: 5,3g

14 Patate aromatizzata al prezzemolo e aglio

Tempo di cottura: 40 minuti

Porzioni: 4

Ingredienti:

- 3l patate da daho da forno (pungete con una forchetta
- 2 cucchiai di olio d'oliva
- 1 cucchiaino di prezzemolo
- 1 cucchiaio di aglio, tritato
- Sale a piacere

Indicazioni:

1. Mescolare gli ingredienti insieme in una ciotola. Strofinare le patate con il mix.
2. Mettili nel cesto della friggitrice ad aria e cuoci per 40 minuti a 390 °Fahrenheit.
3. Sssare due volte durante il tempo di cottura.

NUTRIZIONE: Calorie: 97, Grassi Totali: 0,64g, Carboidrati: 25,2g, Proteine: 10,2g

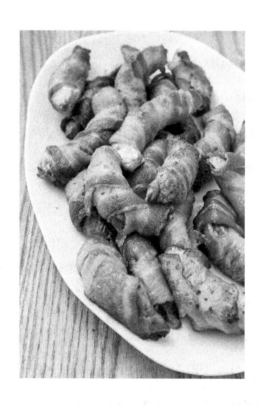

Pesce

15. Gamberetti facili e veloci

Tempo di preparazione: 10 minutiCooking tempo: 5

minutiServing: 2

Ingredienti:

- 1/2 libbra di gamberetti tigre

- 1 cucchiaio di olio d'oliva

- 1/2 cucchiaino di condimento vecchia baia

- 1/4 cucchiaino di paprika affumicata

- 1/4 di cucchiaino di pepe di Caienna

- Sale, a piacere

Indicazioni:

1. Preriscaldare la friggitrice Air a 390 o F e ungere un cestello friggitrice Air.

2. Mescolare tutti gli ingredienti in una grande ciotola fino a quando ben combinati.

3. Mettere i gamberetti nel cesto della friggitrice Air e cuocere per circa 5 minuti.

4. Servire fuori e servire caldo.

NUTRIZIONE: Calorie: 174, Grassi: 8.3g, Carboidrati: 0.3g, Zucchero: 0g, Proteine: 23.8g, Sodio: 492mg

16 Barche di patate ripiene di tonno

Tempo di preparazione: 10 minutiCooking tempo: 16 minutiServing: 4

Ingredienti:

- 4 patate amidacee, imbevute per circa 30 minuti e scolate
- 1, tonno da 6 onciacan, sgocciolato
- 2 cucchiai di yogurt greco semplice
- 1 scalogno, tritato e diviso
- 1 cucchiaio di capperi
- 1/2 cucchiaio di olio d'oliva
- 1 cucchiaino di peperoncino rosso in polvere
- Sale e pepe nero, a piacere

Indicazioni:

1. Preriscaldare la friggitrice Air a 355 o F e ungere un cestello friggitrice Air.

2. Disporre le patate nel cesto della friggitrice Air e cuocere per circa 30 minuti.

3. Nel frattempo, mescolare tonno, yogurt, peperoncino rosso in polvere, sale, pepe nero e metà dello scalogno in una ciotola e schiacciare bene il composto.

4. Rimuovere le patate dalla friggitrice Air e dimezzare le patate in senso longitudinale con attenzione.

5. Farcire nella miscela di tonno nelle patate e top con capperi e scalogno rimanente.

6. Sbollo in un piatto e servire immediatamente.

NUTRIZIONE: Calorie: 281, Grassi: 13g, Carboidrati: 15.4g, Zucchero: 1.8g, Proteine: 26.2g, Sodio: 249mg

17 Filetti di salmone e olive verdi

Tempo di preparazione: 4 minuti

Tempo di cottura: 20 minuti

Porzioni: 4

INGREDIENTI:

- 1 tazza olive verdi, denocciolato

- Filetti di salmone da 1 libbra, disossati

- Sale e pepe nero al gusto

- 1 cucchiaio di olio di avocado

- Succo di 1 lime

- 1 cucchiaio di aneto, tritato

MODALITA'D'TITOLO

1. In una teglia che si adatta alla friggitrice d'aria, mescolare il salmone con le olive verdi e gli altri ingredienti, mescolare delicatamente, introdurre nella friggitrice ad aria e cuocere a 370 gradi F per 20 minuti.

2. Dividi tutto tra piatti e servire.

NUTRIZIONE: Calorie 281, Grassi 8, Fibra 14, Carboidrati 17, Proteine 16

18 Baccalà di Chervil

Tempo di preparazione: 10 minuti

Tempo di cottura: 20 minuti

Porzioni: 4

INGREDIENTI:

- 4 filetti di merluzzo, disossati
- 1 cucchiaio di cerfoglio, tritato
- Succo di 1 lime
- Sale e pepe nero al gusto
- 1/2 tazza di latte di cocco
- Un filo d'olio d'oliva

MODALITA'D'TITOLO

1. In una teglia che si adatta alla friggitrice d'aria, mescolare il merluzzo con il cerfoglio e gli altri ingredienti, mescolare delicatamente, introdurre

nella friggitrice d'aria e cuocere a 380 gradi F per
20 minuti.

2. Dividere tra i piatti e servire caldo.

NUTRIZIONE: Calorie 250, Grasso 5, Fibra 6, Carboidrati
15, Proteine 18

19 Gamberi croccanti con salsa di marmellata d'arancia

Tempo di preparazione: 25 minutiCooking tempo: 20 minutiServings: 4

Ingredienti:

- 8 gamberi grandi, pelati e sviluppati
- 8 once di latte di cocco
- 1/2 tazza panko pangrattato
- Sale e pepe nero, a piacere
- 1/2 cucchiaino di pepe di caienna
- Per Dip:
- 1/2 tazza marmellata d'arancia
- 1 cucchiaino di senape
- 1/4 di cucchiaino di salsa piccante
- 1 cucchiaio di miele

Indicazioni:

1. Preriscaldare la friggitrice Air a 350 o F e ungere un cestello friggitrice Air.

2. Mescolare latte di cocco, sale e pepe nero in un piatto poco profondo.

3. Unire pangrattato, pepe di caienna, sale e pepe nero in un altro piatto poco profondo.

4. Ricoprire i gamberetti in miscela di latte di cocco e poi rotolare nella miscela di pangrattato.

5. Disporre i gamberetti nel cesto della friggitrice Air e cuocere per circa 20 minuti.

6. Nel frattempo, mescolare tutti gli ingredienti del tuffo e servire con gamberetti.

NUTRIZIONE: Calorie: 316, Grassi: 14.7g, Carboidrati: 44.3g, Zucchero: 31.1g, Proteine: 6g, Sodio: 165mg

20 Mix di salmone allo zenzero

Tempo di preparazione: 4 minuti

Tempo di cottura: 15 minuti

Porzioni: 4

INGREDIENTI:

- Filetti di salmone da 1 libbra, disossati
- 1 cucchiaio di zenzero, grattugiato
- 1 cucchiaio di olio d'oliva
- 2 cucchiaini di aglio in polvere
- 1 cucchiaio di succo di limone
- 1 cucchiaio di aneto, tritato
- Sale e pepe nero al gusto

MODALITA'D'TITOLO

1. Nella padella della friggitrice d'aria, mescolare il salmone con lo zenzero e gli altri ingredienti, mescolare, introdurre la padella nella friggitrice ad aria e cuocere a 380 gradi F per 15 minuti.

2. Dividere tra piatti e servire..

NUTRIZIONE: Calorie 236, Grassi 8, Fibra 12,

Carboidrati 17, Proteine 16

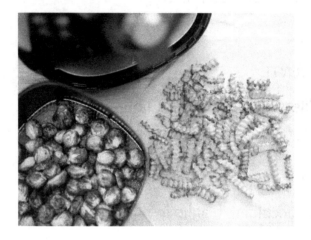

Pollame

21. Pollo cremoso e riso con piselli

Tempo di preparazione: 40 minuti

Porzioni: 4

Ingredienti:

- Seni di pollo; senza pelle, disossato e tagliato a quarti-1 lb.
- brodo di pollo-1 tazza
- già cotto riso bianco-1 tazza
- prezzemolo tritato- 1/4 tazza
- piselli surgelati-2 tazze
- parmigiano; grattugiato-1 1/2 tazze
- spicchi d'aglio tritati; -3
- Olio d'oliva-1 cucchiaio.
- cipolla gialla tritata-1
- panna pesante-1/4 tazza
- vino bianco-1/2 tazza
- Sale e pepe nero al gusto

Indicazioni:

1. Spezia i tuoi bosoni di pollo con sale e pepe, a quel punto versa gradualmente metà dell'olio su di loro, strofina bene e metti nel contenitore della friggitrice d'aria e cuocili a 360 ° F, per 6 minuti.

2. Scaldare la padella con il resto dell'olio su calore medio-alto, includere aglio, cipolla, vino, stock, sale, pepe e panna sostanzioso; mescolare, portare allo stufato e cuocere per 9 minuti.

3. Spostare i bosoni di pollo in un piatto a prova di calore che ospita la friggitrice d'aria, includere piselli, riso e crema mescolare su di loro, scagliare, cospargere parmigiano e prezzemolo ovunque,

4. Introdurre la miscela nella friggitrice ad aria e cuocere a 420 ° F, per 10 minuti.

5. Servire seno e riso tra i piatti caldi.

NUTRIZIONE: Calorie: 313; Grasso: 12; Fibra: 14; Carboidrati: 27; Proteine: 44

22 Mix di salsa di pollo e tabasco

Tempo di preparazione: 10 minuti

Tempo di cottura: 20 minuti

Porzioni: 4

INGREDIENTI:

- 2 libbre dickenbreast, senza pelle, disossato e al cubo
- 2 cucchiaini di salsa Tabasco
- 1 cucchiaio di zenzero, grattugiato
- 4 spicchi d'aglio tritati
- 1 tazza salsa di pomodoro
- Sale e pepe nero al gusto
- 1 cucchiaino di olio d'oliva
- 1/4 tazza prezzemolo, tritato

MODALITA'D'TITOLO

1. Nella padella dell'aria, mescolare il pollo con la salsa Tabasco e gli altri ingredienti, introdurre nella friggitrice ad aria e cuocere a 370 gradi F per 20 minuti.

2. Dividere tra piatti e servire.

NUTRIZIONE: Calorie 281, Grassi 11, Fibra 12, Carboidrati22, Proteine 16

23 Mix di pollo, porri e coriandolo

Tempo di preparazione: 10 minuti

Tempo di cottura: 20 minuti

Porzioni: 4

INGREDIENTI:

- 2 libbre dickenbreast, senza pelle,   disossato e dimezzato
- 2 porri, affettati
- 2 cucchiai di coriandolo, tritato
- 1 cucchiaio di curcuma in polvere
- 1 cucchiaio di paprika dolce
- Sale e pepe nero al gusto
- 2 cucchiai di olio d'oliva
- 1 cucchiaio di erba cipollina, tritato

MODALITA'D'TITOLO

1. Nella padella della friggitrice d'aria, mescolare il pollo con i porri e gli altri ingredienti, cuocere a 370 gradi F per 20 minuti, dividere tra i piatti e servire.

NUTRIZIONE: Calorie 270, Grasso 11, Fibra 11, Carboidrati 17, Proteine 11

<u>24</u> <u>Pollo e cipolle verdi mescolano la ricetta degli avannotti</u>

Tempo di preparazione: 26 minuti

Porzioni: 4

Ingredienti:

- pezzo tritato radice di zenzero-1 pollice
- Salsa di pesce-2 cucchiai.
- Salsa di soia-3 cucchiai.
- spicchi d'aglio tritati; -4
- Cinese cinque spezia-1 cucchiaino.
- bacchette di pollo-10
- Burro fuso-1 cucchiaino.
- cipolle verdi tritate grossolanamente -10
- Latte di cocco-1 tazza
- succo di lime-1 cucchiaio.
- coriandolo tritato-1/4 tazza
- Sale e pepe nero al gusto

Indicazioni:

1. Mescolare cipolle verdi con zenzero, aglio, salsa di soia, salsa di pesce, cinque scorza, sale, pepe, spalmabile e latte di cocco Nel processore di sostentamento e battito cardiaco la miscela bene.

2. Mescolare il pollo con la miscela di cipolle verdi in una ciotola e lanciare in modo appropriato,

3. Spostare tutto in un contenitore che può ospitare la friggitrice ad aria e cuocere a 370 ° F, per 16 minuti; scuotendo la friggitrice una volta.

4. Condividi tra i piatti a quel punto cospargere coriandolo in cima e doccia calce spremere ovunque

5. Servire la cena con un piatto laterale di verdure miste.

NUTRIZIONE: Calorie: 321; Grasso: 12; Fibra: 12; Carboidrati: 22; Proteine: 20

Carne

25 Insalata di braciola di maiale

Tempo di preparazione: 23 minuti Porzioni: 2

Ingredienti:

- 2, braciole di maiale da 4 once; tritato in cubi da 1 pollice
- 1/2 tazza formaggio Monterey jack triturato
- 1 avocado medio; pelati, snocciolato e a dadini
- 1/4 tazza di condimento ranch pieno di grassi
- 4 tazze tritate romaine
- 1 pomodoro rom medio; Dadini
- 1 cucchiaio di coriandolo tritato
- 1 cucchiaio di olio di cocco
- 1/2 cucchiaino aglio in polvere.
- 1/4 cucchiaino polvere di cipolla.
- 2 cucchiaino peperoncino in polvere
- 1 cucchiaino paprika

Indicazioni:

1. Prendi una grande ciotola, cospargi l'olio di cocco sul maiale. Cospargere con peperoncino in polvere, paprika, aglio in polvere e cipolla in polvere. Mettere il maiale nel cesto della friggitrice ad aria.

2. Regolare la temperatura a 400 gradi F e impostare il timer per 8 minuti. Il maiale sarà dorato e croccante quando completamente cotto

3. Prendi una grande ciotola, metti la romaina, il pomodoro e il maiale croccante. Top con formaggio triturato e avocado. Versare il condimento del ranch intorno alla ciotola e gettare l'insalata per rivestire uniformemente. Top con coriandolo. Servire immediatamente.

NUTRIZIONE: Calorie: 526; Proteine: 34.4g; Fibra: 8.6g; Grassi: 37.0g; Carboidrati: 13.8g

26 Agnello e mais

Tempo di preparazione: 5 minuti

Tempo di cottura: 30 minuti

Porzioni: 4

INGREDIENTI:

- 2 libbre di carne di stufato di agnello, a cubetti

- 1 tazza di mais

- 1 tazza cipollotti, tritati

- 1/4 tazza brodo di manzo

- 1 cucchiaino di olio d'oliva

- Un pizzico di sale e pepe nero

- 2 cucchiai di rosmarino, tritati

MODALITA'D'TITOLO

1. Nella padella dell'aria, mescolare l'agnello con il mais, i cipollotti e gli altri ingredienti, mescolare e cuocere a 380 gradi F per 30 minuti.

2. Dividere il mix tra piatti e servire.

NUTRIZIONE: Calorie 274, Grasso 12, Fibra 3, Carboidrati 5, Proteine 15

27 Ribee scottato

Tempo di preparazione: 50 minuti Porzioni: 2

Ingredienti:

- 1, 8 once.ribeye bistecca
- 1 cucchiaio di burro salato; Ammorbidito.
- 1 cucchiaio di olio di cocco
- 1/2 cucchiaino prezzemolo essiccato.
- 1/2 cucchiaino sale himalayano rosa
- 1/4 cucchiaino di pepe macinato
- 1/4 cucchiaino origano essiccato.
- 1/4 cucchiaino aglio in polvere.

Indicazioni:

1. Strofinare la bistecca con sale e pepe macinato. Mettere nel cesto della friggitrice ad aria.

2. Regolare la temperatura a 250 gradi F e impostare il timer per 45 minuti.

3. Dopo i beeps timer, inizia a controllare la finezza e aggiungi alcuni minuti fino a quando la temperatura interna non è la tua preferenza personale

4. In una padella media a fuoco medio, aggiungere olio di cocco. Quando l'olio è caldo, scottare rapidamente all'esterno e ai lati della bistecca fino a quando non è croccante e rosonato. Togliere dal fuoco e lasciare riposare la bistecca

5. In una piccola ciotola, montare il burro con aglio in polvere, prezzemolo e origano. Affettare la bistecca e servire con burro alle erbe in cima.

NUTRIZIONE: Calorie: 377; Proteine: 22.6g; Fibra: 0,2 g; Grasso: 30.7g; Carboidrati: 0,6 g

28 Manzo e zucca a letto

Tempo di preparazione: 10 minuti

Tempo di cottura: 30 minuti

Porzioni: 4

INGREDIENTI:

- 2 libbre carne di stufato di manzo, a cubetti
- 1 tazza zucca di butternut, sbucciata e a cubetti
- 1 cucchiaio di basilico, tritato
- 1 cucchiaio di origano, tritato
- Un pizzico di sale e pepe nero
- Un filo d'olio d'oliva
- 2 spicchi d'aglio tritati

MODALITA'D'TITOLO

1. Nella padella della friggitrice d'aria, mescolare il manzo con la zucca e gli altri ingredienti, mescolare e cuocere a 380 gradi F per 30 minuti.
2. Dividere tra piatti e servire.

NUTRIZIONE: Calorie 284, Grasso 13, Fibra 3, Carboidrati 6, Proteine 14

29 Mix di agnello al lime

Tempo di preparazione: 5 minuti

Tempo di cottura: 30 minuti

Porzioni: 4

INGREDIENTI:

- 2 libbre costolette di agnello
- Succo di 1 lime
- Scorza di 1 lime, grattugiata
- Un pizzico di sale e pepe nero
- 1 cucchiaio di olio d'oliva
- 1 cucchiaino di paprika dolce
- 1 cucchiaino di cumino, macinato
- 1 cucchiaio di cumino, macinato

MODALITA'D'TITOLO

1. Nel cestino della friggitrice d'aria, mescolare le costolette di agnello con il succo di lime e gli altri

ingredienti, strofinare e cuocere a 380 gradi F per 15 minuti su ciascun lato.

2. Servire con un'insalata laterale.

NUTRIZIONE: Calorie 284, Grassi 13, Fibra 3, Carboidrati 5, Proteine 15

<u>30</u> Hot Dog avvolto in pancetta.

Tempo di preparazione: 15 minuti Porzioni: 4

Ingredienti:

- 4 fette di pancetta senza zucchero.
- 4 hot dog di manzo

Indicazioni:

1. Avvolgere ogni hot dog con una fetta di pancetta e fissare con stuzzicadenti.
2. Mettere nel cesto della friggitrice ad aria.
3. Regolare la temperatura a 370 gradi F e impostare il timer per 10 minuti.

4. Capovolgere ogni hot dog a metà del tempo di cottura. Quando è completamente cotta, la pancetta sarà croccante.

5. Servire caldo.

NUTRIZIONE: Calorie: 197; Proteine: 9,2 g; Fibra: 0,0 g; Grassi: 15.0g; Carboidrati: 1.3g

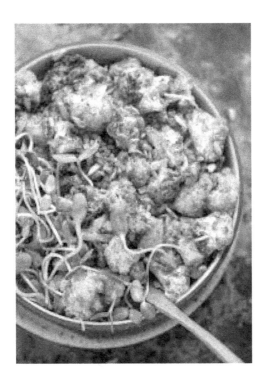

UOVA E LATTICINI

31 Uova mediterranee con spinaci e pomodoro

Tempo di preparazione: 15 minuti Porzioni: 2

Ingredienti:

- 2 cucchiai di olio d'oliva, fuso

- 4 uova, sbattute

- 5 once di spinaci freschi, tritati

- 1 pomodoro di medie dimensioni, tritato

- 1 cucchiaino di succo di limone fresco

- 1/2 cucchiaino di sale grosso

- 1/2 cucchiaino di pepe nero macinato

- 1/2 tazza di basilico fresco, tritato grossolanamente

Indicazioni:

1. Aggiungere l'olio d'oliva a una teglia Air Fryer.

2. Assicurarsi di inclinare la padella per stendere l'olio in modo uniforme.

3. Basta combinare gli ingredienti rimanenti, ad eccezione delle foglie di basilico; frusta bene fino a quando tutto è ben incorporato.

4. Cuocere nella friggitrice d'aria preriscaldata per 8-12 minuti a 280 gradi F.

5. Guarnire con foglie di basilico fresco.

6. Servire caldo con una bambola di panna acida, se lo si desidera.

NUTRIZIONE: 274 calorie; 23,2 g di grassi; 5,7 g di carboidrati; 13,7 g di proteine; 2,6 g di zuccheri; 2,6 g di fibre

<u>32</u> Morsi di broccoli con salsa di formaggio

Tempo di preparazione: 20 minuti Porzioni: 6

INGREDIENTI:

- Per i Morsi di Broccoli:
- 1 broccoli testa di medie dimensioni, spezzati in cimette
- 1/2 cucchiaino di scorza di limone, appena grattugiato
- 1/3 cucchiaino di sale marino fine
- 1/2 cucchiaino di paprika calda
- 1 cucchiaino di scalogno in polvere
- 1 cucchiaino di porcini in polvere
- 1/2 cucchiaino di aglio granulato
- 1/3 cucchiaino di semi di sedano
- 1 1/2 cucchiaio di olio d'oliva
- Per la salsa di formaggio:
- 2 cucchiai di burro
- 1 cucchiaio di semi di lino dorati
- 1 tazza di latte

- 1/2 tazza formaggio blu

Indicazioni:

1. Mescolare tutti gli ingredienti per i morsi di broccoli in una ciotola, coprendo le cimette di broccoli su tutti i lati.

2. Cuocerli nella friggitrice d'aria preriscaldata a 360 gradi per 13-15 minuti.

3. Nel frattempo, sciogliere il burro a fuoco medio; mescolare il pasto di semi di lino dorato e lasciare cuocere per circa 1 minuto.

4. Versare gradualmente il latte, mescolando costantemente, fino a quando il composto è liscio. Portare a fuoco lento e mescolare il formaggio.

5. Cuocere fino a quando la salsa si è leggermente addensata.

6. Mettere in pausa air fryer, mescolare i broccoli con la salsa preparata e cuocere per altri 3 minuti.

7. Buon appetito!

NUTRIZIONE: 176 Calorie; 13g Grassi; 9,8g Carboidrati;

7,2g Proteine; 3,6g Zuccheri; 3,3g Fibra

Verdure

33 Kale Sautéed

Tempo di preparazione: 10 minuti

Tempo di cottura: 12 minuti

Porzioni: 4

Ingredienti:

- 1 libbra di cavolo bambino

- 2 scalogno, tritati

- 1 cucchiaio di olio d'oliva

- 2 cucchiai di aceto balsamico

- 1/2 cucchiaino di peperoncino in polvere

- 1 cucchiaino di coriandolo, macinato

- Sale e pepe nero al gusto

Indicazioni:

1. Scaldare la friggitrice ad aria con l'olio a 370 gradi F, aggiungere il cavolo, gli scalogno e gli altri ingredienti, spremere e cuocere per 12 minuti.

2. Dividere il mix tra piatti e servire.

NUTRIZIONE: calorie 151, grassi 2, fibra 3, carboidrati 9, proteine 4

34 Insalata di avocado e pomodoro

Tempo di preparazione: 10 minuti

Tempo di cottura: 12 minuti

Porzioni: 4

Ingredienti:

- 1 libbra di pomodori, tagliati a spicchi
- 2 avocado, pelati, snocciolato e affettato
- 2 cucchiai di olio di avocado
- 1 cipolla rossa, affettata
- 1 cucchiaio di aceto balsamico
- Sale e pepe nero al gusto
- 1 cucchiaio di coriandolo tritato

Indicazioni:

1. Nella friggitrice d'aria, unire i pomodori con gli avocado e gli altri ingredienti, spremere e cuocere a 360 gradi F per 12 minuti.

2. Dividere tra piatti e servire.

NUTRIZIONE: calorie 144, grassi 7, fibra 5, carboidrati 8, proteine 6

<u>35</u> **Bietola e olive**

Tempo di preparazione: 5 minuti

Tempo di cottura: 20 minuti

Porzioni: 4

INGREDIENTI:

- 2 tazze bietola rossa, strappata
- 1 tazza di olive kalamata, denocciolato e dimezzato
- 1/2 tazza salsa di pomodoro
- 1 cucchiaino di peperoncino in polvere
- 2 cucchiai di olio d'oliva
- Sale e pepe nero al gusto

MODALITA'D'TITOLO

1. In una padella che si adatta alla friggitrice ad aria, unire la bietola con le olive e gli altri ingredienti e il toss.

2. Mettere la padella nella friggitrice ad aria, cuocere a 370 gradi F per 20 minuti, dividere tra i piatti e servire.

NUTRIZIONE: Calorie 154, Grassi 3, Fibra 2, Carboidrati 4, Proteine 6

36 Mix di broccoli di sesamo

Tempo di preparazione: 5 minuti

Tempo di cottura: 14 minuti

Porzioni: 4

Ingredienti:

- Cimette broccoli da 1 libbra
- 1 cucchiaio di olio di sesamo
- 1 cucchiaino di semi di sesamo, tostati
- 1 cipolla rossa, affettata

- 1 cucchiaio di succo di lime
- 1 cucchiaino di peperoncino in polvere
- Sale e pepe nero al gusto

Indicazioni:

1. Nella friggitrice ad aria, unire i broccoli con l'olio, i semi di sesamo e gli altri ingredienti, spremere e cuocere a 380 gradi F per 14 minuti.
2. Dividere tra piatti e servire.

NUTRIZIONE: calorie 141, grassi 3, fibra 4, carboidrati 4, proteine 2

<u>37</u> **Barbabietole cremose**

Tempo di preparazione: 5 minuti

Tempo di cottura: 25 minuti

Porzioni: 4

INGREDIENTI:

- Barbabietole da 2 chili, pelate e dimezzate
- 1 tazza di panna pesante
- 1 cucchiaino di curcuma in polvere
- Un pizzico di sale e pepe nero

- 2 cucchiai di olio d'oliva

- 2 spicchi d'aglio tritati

- Succo di 1 lime

- 1/2 cucchiaino di coriandolo, macinato

MODALITA'D'TITOLO

1. In una padella che si adatta alla friggitrice d'aria, mescolare la barbabietola con la panna, la curcuma e gli altri ingredienti, mescolare, introdurre la padella nella friggitrice e cuocere a 400 gradi F per 25 minuti.

2. Dividere tra piatti e servire.

NUTRIZIONE: Calorie 135, Grasso 3, Fibra 2, Carboidrati 4,

Proteina 6

38 Ali di pollo al parmigiano

Tempo di preparazione: 30 minuti Porzioni: 4

Ingredienti:

- 2 lb.raw ali di pollo
- 1/3 tazza di parmigiano grattugiato.
- 1 cucchiaio di lievito in polvere
- 4 cucchiai di burro non salato; Fuso.
- 1/4 cucchiaino prezzemolo essiccato.
- 1/2 cucchiaino aglio in polvere.
- 1 cucchiaino di sale himalayano rosa

Indicazioni:

1. Prendere una grande ciotola, posizionare ali di pollo, sale, 1/2 cucchiaino di aglio in polvere. e lievito in polvere, quindi sforare.
2. Posizionare le ali nel cesto della friggitrice ad aria

3. Regolare la temperatura a 400 gradi F e impostare il timer per 25 minuti.

4. Tossare il cestello due o tre volte durante il tempo di cottura

5. In una piccola ciotola unire burro, parmigiano e prezzemolo.

6. Togliere le ali dalla friggitrice e posizionare in una grande ciotola pulita.

7. Versare la miscela di burro sulle ali e gettare fino a quando non è rivestito.

8. Servire caldo.

NUTRIZIONE: Calorie: 565; Proteine: 41.8g; Fibra: 0,1 g; Grassi: 42.1g; Carboidrati: 2.2g

39 Spuntino di pancetta

Tempo di preparazione: 15 minuti

Porzioni: 4

INGREDIENTI:

- 1 tazza di cioccolato fondente; Fuso
- 4 fette di pancetta; Dimezzato
- Apinch di sale rosa

MODALITA'D'TITOLO

1. Immergere ogni fetta di pancetta in un po 'di cioccolato, cospargere di sale rosa su di loro.
2. Mettili nel cestino della friggitrice d'aria e
3. cuocere a 350 °F per 10 minuti

NUTRIZIONE: Calorie: 151; Grasso: 4g; Fibra: 2g; Carboidrati: 4g; Proteine: 8g

40 Pane al formaggio.

Tempo di preparazione: 20 minuti Porzioni: 2

Ingredienti:

- 1/4 tazza di parmigiano grattugiato.
- 1 tazza di mozzarella triturata
- 1 uovo grande.
- 1/2 cucchiaino aglio in polvere.

Indicazioni:

1. Mescolare tutti gli ingredienti in una grande ciotola.

2. Taglia un pezzo di pergamena per adattarsi al cestino della friggitrice ad aria.

3. Premere il composto in un cerchio sulla pergamena e posizionare nel cestello della friggitrice ad aria

4. Regolare la temperatura a 350 gradi F e impostare il timer per 10 minuti.

NUTRIZIONE: Calorie: 258; Proteine: 19.2g; Fibra: 0,1 g; Grassi: 16,6 g; Carboidrati: 3.7g

41 Spuntino fagiolini

Tempo di preparazione: 17 minuti Porzioni: 4

Ingredienti:

- Fagiolini da 12 once; Tagliato
- 1 uovo; Sbattuto
- 1 tazza di parmigiano; Grattugiato
- 1/4 cucchiaino paprika dolce
- Un pizzico di sale e pepe nero

Indicazioni:

1. Prendere a ciotola e mescolare il parmigiano con sale, pepe e la paprika e mescolare.
2. Mettere l'uovo in una ciotola separata, dragare i fagiolini nell'uovo e poi nel mix di parmigiano
3. Disporre i fagiolini nel cestino della friggitrice d'aria e cuocere a 380 ° F per 12 minuti.

NUTRIZIONE: Calorie: 112; Grasso: 6g; Fibra: 1g; Carboidrati: 2g; Proteine: 9g

<u>42</u> <u>Spuntino di gamberi</u>

Tempo di preparazione: 15 minuti

Porzioni: 4

INGREDIENTI:

- 1lb. gamberetti; pelati e sviluppati
- 1/4 tazza di olio d'oliva
- 3 spicchi d'aglio; Tritato
- 1/4 cucchiaino pepe di caienna
- Succo di 1/2 limone
- Un pizzico di sale e pepe nero

MODALITA'D'TITOLO

1. In una padella che si adatta alla friggitrice d'aria, mescolare tutte le
2. ingredienti, il toss,

3. Introdurre nella friggitrice e cuocere a 370 ° F per 10 minuti

4. Porzioni come spuntino

NUTRIZIONE: Calorie: 242; Grasso: 14g; Fibra: 2g; Carboidrati: 3g; Proteine: 17g

Dolci

---

43 Budino cremoso di semi di chia

Tempo di preparazione: 35 minuti Porzioni: 6

Ingredienti:

- 2 tazze crema di cocco

- 1/4 tazza semi di chia

- 6 tuorli d'uovo, sbattuto

- 1 cucchiaio di ghee; Fuso

- Stevia da 2 cucchiai

- 2 cucchiaino di cannella in polvere

Indicazioni:

1. Prendi una ciotola e mescola tutti gli ingredienti, frusta, dividi in 6 ramekins, mettili tutti nella friggitrice ad aria e cuoce a 340 ° F per 25 minuti.

2. Raffreddare i budino e servire

NUTRIZIONE: Calorie: 180; Grasso: 4g; Fibra: 2 carboidrati 5g; Proteine: 7g

44 Pane zucchine dolce

Tempo di preparazione: 50 minuti Porzioni: 12

Ingredienti:

- 2 tazze farina di mandorle
- 3 uova, sbattute
- 1 tazza di zucchine, triturate
- 3/4 tazza sterzata
- 1/2 tazza di olio di cocco; Fuso
- 1 cucchiaio di scorza di limone
- 1 cucchiaino estratto di vaniglia
- 2 cucchiaino lievito in polvere
- 1 cucchiaino succo di limone
- Spray da cucina

Indicazioni:

1. Prendere a ciotola e mescolare tutti gli ingredienti tranne lo spray da cucina e mescolare bene.

2. Ungere una padella che si adatta alla friggitrice ad aria con lo spray da cucina, lineare con carta pergamena e versare il mix di pagnotta all'interno

3. Mettere la padella nella friggitrice ad aria e cuocere a 330 ° F per 40 minuti

4. Raffreddare, affettare e servire.

NUTRIZIONE: Calorie: 143; Grasso: 11g; Fibra: 1g; Carboidrati: 3g; Proteine: 3g

45 **Muffin al lampone**

Tempo di preparazione: 30 minuti Porzioni: 8

Ingredienti:

- 3/4 tazza lamponi
- 1/2 tazza sterzata
- 1/4 tazza farina di cocco
- 1/4 tazza ghee; Fuso
- 1 uovo
- 3 cucchiai di crema di formaggio
- 2 cucchiai di farina di mandorle
- 1/2 cucchiaino bicarbonato di sodio
- 1/2 cucchiaino lievito in polvere
- 1 cucchiaino di cannella in polvere
- Spray da cucina

Indicazioni:

1. Prendere una ciotola e mescolare tutti gli ingredienti tranne lo spray da cucina e sbattere bene.

2. Ungere una padella di muffin che si adatta alla friggitrice ad aria con lo spray da cucina

3. Versare il mix di lamponi, mettere la padella nella macchina e cuocere a 350 ° F per 20 minuti.

4. Servire i muffin freddi

NUTRIZIONE: Calorie: 223; Grasso: 7g; Fibra: 2g; Carboidrati: 4g; Proteine: 5g

46 Budino di cocco e avocado

Tempo di preparazione: 2 ore

Tempo di cottura: 2 minuti

Porzioni: 3

Ingredienti:

- 1/2 tazza di olio di avocado

- 4 cucchiai di zucchero

- 1 cucchiaio di cacao in polvere

- 14 once di latte di cocco in scatola

- 1 avocado, snocciolato, sbucciato   e tritato

Indicazioni:

1. In una ciotola, mescolare l'olio con cacao in polvere e metà dello zucchero, mescolare bene, trasferire in un contenitore foderato, conservare in frigo per 1 ora e tritare a pezzi piccoli.

2. Nella pentola a pressione, mescolare il latte di cocco con avocado e il resto dello zucchero, frullare utilizzando un frullatore ad immersione, coprire il fornello e cuocere su High per 2 minuti.

3. Aggiungere gocce di cioccolato, mescolare, dividere il budino in ciotole e tenere in frigo fino a quando non lo si serve.

NUTRIZIONE: Calorie 140, Grasso 3, Fibra 2, Carboidrati 3, Proteine

47 Torta alla banana

Tempo di preparazione: 10 minuti

Tempo di cottura: 1 ora

Porzioni: 4

Ingredienti:

- 1 tazza d'acqua, per la pentola a pressione
- 1 e 1/2 tazze di zucchero
- 2 tazze di farina
- 4 banane, pelate e schiacciate
- 1 cucchiaino di cannella in polvere
- 1 cucchiaino di noce moscata in polvere

Indicazioni:

1. In una ciotola mescolare lo zucchero con farina, banane, cannella e noce moscata, mescolare, versare in una teglia unta e coprire con un foglio di latta.

2. Aggiungere l'acqua alla pentola a pressione, aggiungere il cestino del piroscafo, aggiungere la teglia, coprire e cuocere in alto per 1 ora.

3. Affettare, dividere tra i piatti e servire freddo.

NUTRIZIONE: Calorie 300, Grassi 10, Fibra 4, Carboidrati 45, Proteine

<u>48</u> Marmellata di fragole e chia

Tempo di preparazione: 10 minuti

Tempo di cottura: 4 minuti

Porzioni: 6

Ingredienti:

- 2 cucchiai di semi di chia
- 4 cucchiai di zucchero
- 2 libbre fragole, dimezzate
- 1/2 cucchiaino di estratto di vaniglia
- Scorza di 1 limone, grattugiato

Indicazioni:

1. Nella pentola a pressione, mescolare lo zucchero con fragole, estratto di vaniglia, scorza di limone e semi di chia, mescolare, coprire e cuocere su High per 4 minuti.

2. Mescolare di nuovo, dividere in tazze e servire freddo

NUTRIZIONE: Calorie 110, Grassi 2, Fibra 2, Carboidrati 2, Proteine

49 Riso al cavolfiore e budino di prugne

Tempo di preparazione: 30 minuti Porzioni: 4

Ingredienti:

- 4 prugne, snocciolato e tritato grossolanamente.
- 1 1/2 tazze di riso al cavolfiore
- 2 tazze di latte di cocco
- 2 cucchiai di ghee; Fuso
- Stevia da 3 cucchiai

Indicazioni:

1. Prendere a ciotola e mescolare tutti gli ingredienti, mescolare, dividere in ramekins,

metterli nella friggitrice d'aria e cuocere a 340 ° F per 25 minuti.

2. Raffreddare e servire

NUTRIZIONE: Calorie: 221; Grasso: 4g; Fibra: 1g; Carboidrati: 3g; Proteine: 3g

50 Cheesecake ai biscotti allo zenzero

Tempo di preparazione: 15 minuti

Tempo di cottura: 15 minuti

Porzioni: 6

INGREDIENTI:

- 2 tazze d'acqua, per la pentola a pressione

- 2 cucchiaini di burro, fuso

- 1/2 tazza biscotti allo zenzero, sbriciolato

- 16 once crema di formaggio, morbido

- 2 uova

- 1/2 tazza di zucchero

MODALITA'D'TITOLO

1. Ungere una teglia con il burro, aggiungere briciole di biscotti e stenderle uniformemente.

2. In una ciotola, sbattere la crema di formaggio con un mixer.

3. Aggiungere uova e zucchero e mescolare molto bene.

4. Aggiungere l'acqua alla pentola a pressione, aggiungere il cestino del piroscafo, aggiungere la teglia all'interno, coprire e cuocere in alto per 15 minuti.

5. Tenere la cheesecake in frigo per alcune ore prima di servirla.

NUTRIZIONE: Calorie 394, Grassi 12, Fibra 3, Carboidrati 20, Proteine

51 Torta al cacao

Tempo di preparazione: 25 minuti Porzioni: 8

Ingredienti:

- 2 uova
- 1/4 tazza di latte di cocco
- 4 cucchiai di farina di mandorle
- 1 cucchiaio di cacao in polvere
- 3 cucchiai di sterzata
- 3 cucchiai di olio di cocco; Fuso
- 1/2 cucchiaino lievito in polvere

Indicazioni:

1. Prendere a ciotola e mescolare tutti gli ingredienti e mescolare bene.

2. Versare questo in una teglia che si adatta alla friggitrice ad aria, mettere la padella nella macchina e cuocere a 340 ° F per 20 minuti

NUTRIZIONE: Calorie: 191; Grasso: 12g; Fibra: 2g; Carboidrati: 4g; Proteine: 6g

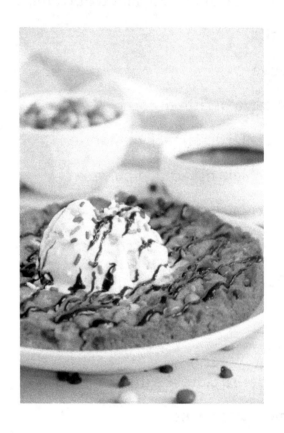